BEI GRIN MACHT SICH IHR WISSEN BEZAHLT

- Wir veröffentlichen Ihre Hausarbeit, Bachelor- und Masterarbeit

- Ihr eigenes eBook und Buch - weltweit in allen wichtigen Shops

- Verdienen Sie an jedem Verkauf

Jetzt bei www.GRIN.com hochladen und kostenlos publizieren

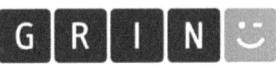

Bibliografische Information der Deutschen Nationalbibliothek:

Die Deutsche Bibliothek verzeichnet diese Publikation in der Deutschen National-bibliografie; detaillierte bibliografische Daten sind im Internet über http://dnb.d-nb.de/ abrufbar.

Impressum:

Copyright © 2016 GRIN Verlag, Open Publishing GmbH
Druck und Bindung: Books on Demand GmbH, Norderstedt Germany
ISBN: 9783668440555

Dieses Buch bei GRIN:

http://www.grin.com/de/e-book/356542/ergotherapie-grosse-sichtstunde-im-fach-bereich-paediatrie

Stefan Wolff

Ergotherapie. Große Sichtstunde im Fachbereich Pädiatrie

Praxisbericht

GRIN Verlag

GRIN - Your knowledge has value

Der GRIN Verlag publiziert seit 1998 wissenschaftliche Arbeiten von Studenten, Hochschullehrern und anderen Akademikern als eBook und gedrucktes Buch. Die Verlagswebsite www.grin.com ist die ideale Plattform zur Veröffentlichung von Hausarbeiten, Abschlussarbeiten, wissenschaftlichen Aufsätzen, Dissertationen und Fachbüchern.

Besuchen Sie uns im Internet:

http://www.grin.com/

http://www.facebook.com/grincom

http://www.twitter.com/grin_com

Praxisbericht Ergotherapie

im Fachbereich Pädiatrie

Inhaltsverzeichnis

1. Beschreibung des Krankheitsbildes

1.1 Krankheitsbild

Bei Laura besteht eine Störung der Fein- und Graphomotorik F82.1G **(1)**. Außerdem eine emotionale Störung mit sozialer und leistungsbezogener Unsicherheit F93.9G **(2)**. Ausgeschlossen wurden eine Intelligenzminderung sowie eine Lese und Rechtschreibstörung.

1.2 Definition „Störung der Fein- und Graphomotorik"

(1) Eine Störung der Fein- und Graphomotorik zählt im Allgemeinen zu den umschrieben Entwicklungsstörungen motorischer Funktionen. ICF F82 kategorisiert die Entwicklungsstörungen in die nachfolgenden Unterkategorien. Hierbei wird unterschieden zwischen den einzelnen Entwicklungsstörungen der Grobmotorik (F82.0), Fein- und Graphomotorik (F82.1), Mundmotorik (F82.2) sowie nicht näher bezeichnete motorische Funktionen (F82.9).[1]

Bei den oben genannten umschriebenen Entwicklungsstörungen der Fein und Graphomotorik handelt es sich um Störungen der gezielten und koordinierten Bewegungen, die sich beispielsweise in der Fingergeschicklichkeit, in der Mimik und in der Mundmotorik zeigen. Besonders die Graphomotorik ist ein wichtiger Bestandteil der Feinmotorik. Die Graphomotorik setzt sich aus den Aspekten der Stifthaltung, des Schreibflusses, der Kraftdosierung und der Körperschreibhaltung zusammen. Von einer umschriebene Entwicklungsstörung der Fein und Graphomotorik kann somit ausgegangen werden, wenn bei einem Kind diese bestimmten Bereich der körperlichen und geistigen Entwicklung gegenüber den gleichaltrigen Kindern verzögert sind. Es handelt sich um eine Teilleistungsschwäche. Festzuhalten ist, dass die oben beschriebenen Verzögerungen immer im Kleinkindhalter beginnen und nicht durch eine Intelligenzminderung oder neurologische Störungen erklärbar sind.[2]

(2) Die emotionale Störung ist nicht das Hauptthema meiner Therapie, jedoch erfordert die Erkrankung ein angepasstes Therapeutisches verhalten, welches ich in meiner Sichtstunde berücksichtige. Bei einer Störung mit sozialer und leistungsbezogener Unsicherheit sind die wesentlichen Symptome: Rückzug, Ängstlichkeit, somatische Beschwerden oder auch oppositionell verweigerndes Verhalten.[3]

---

[1] Vgl. Becker, Walkenhorst. 2009, S. 135.
[2] Vgl. Internet: DIMDI Deutsches Institut für Medizinische Dokumentation und Information.
[3] Vgl. von Suchodoletz. 2009, S. 178 ff.

1.3 Ursachen

Die Ursachen für eine umschriebene Entwicklungsstörung der Fein- und Graphomotorik sind weites gehend unbekannt. Allerdings lässt sich festhalten, dass keine erkennbare Läsion des zentralen Nervensystems oder der peripheren Nervensystems vorliegt.[4]

Weitere mögliche Einflussfaktoren sind Störung der Embryonalentwicklung im Mutterleib, Krankheiten der Mutter während der Schwangerschaft, Geburtskomplikationen oder Hirnerkrankungen in der Kindheit. Ebenfalls kann die familiäre Komponente (sog. Mangel an motorischer Begabung) Einfluss auf das Krankheitsbild haben. Spezifische Störungen im Bereich der Perzeption, insbesondere einer Störung der Propriozeption (Tiefenwahrnehmung) aber auch eine Störung der taktilen Wahrnehmung über die Haut können Einfluss auf die Fein und Graphomotorik nehmen. In der aktuellen Zeit zeigt sich vermehrt, dass Bewegungsmangel bzw. die allgemeine „Inaktivität" bei Kindern, bedingt durch Computerspiele oder ähnlichen Freizeitaktivitäten zunehmend Einfluss auf die Fein- und Graphomotorik haben.[5]

1.4 Risikofaktoren

Eine Umschriebene Entwicklungsstörung der Fein- und Graphomotorik stellt ein höheres Risiko dar, da das betroffene Kind im weiteren Verlauf der Störung erhebliche Schwierigkeiten in der Schule aber auch im alltäglichen Leben bekommen kann. Nicht selten entwickeln sich aufgrund einer Entwicklungsverzögerung eine Hyperaktivität oder andere Verhaltensauffälligkeiten. Aber auch Aufmerksamkeitsstörungen können dadurch auftreten.

1.5 Epidemiologie

Bei 2-17% der Kinder ist mit einer motorisch umschriebenen Entwicklungsstörung zu rechnen. Auffallend ist, dass öfters Jungen als Mädchen betroffen sind. Das Verhältnis liegt bei ca. zwei zu eins. Das Entstehen einer motorisch umschriebenen Entwicklungsstörung ist unabhängig von kulturellen ethnischen oder sozioökonomischen Einflüssen.[6]

1.6 Mögliche Symptome auf Ebene der Körperfunktionen (ICF)

Kinder die unter einer Störung der Fein- und Graphomotorik leiden, können meist einen Stift nicht korrekt im Dreipunktgriff halten. Stattdessen halten die Kinder den Stift im Vierpunktgriff, im Pfötchen- oder im Faustgriff.[7]

---

[4] Vgl. Axtmann et al., S. 95 f.
[5] Vgl. Becker, Steding-Albrecht. 2006, S. 302 f.
[6] Vgl. Kubny-Lüke. 2009, S. 283
[7] Vgl. Becker, Steding-Albrecht. 2006, S. 29.

Ebenfalls zählt die Tonusstörung zu den möglichen Symptomen der Fein- und Graphomotorik. Dies zeigt sich, dass die Kinder in der Regel Ihre Kraftdosierung nicht optimal einschätzen können. Dabei ist der Tonus entweder zu niedrig (Hypotonie) oder zu hoch (Hypertonie) oder auch wechselnd. Bei der Hypotonie zeigt es sich, dass die Kinder keine aufrechte Sitzposition beim Schreiben einnehmen können. Im Gegensatz dazu ist bei der Hypertonie auffällig, dass die Kinder mit dem Stift das Papier durchdrücken. Hierbei sind die Kinder aufgrund des zu hohen Tonus meist nicht in der Lage das Handgelenk beim Schreiben oder Malen über das Blatt gleiten zu lassen.[8]

Weiterhin zeigt sich, dass durch mangelnde Koordination auch sogenannte Massenbewegungen zu beobachten sind. Die Kinder können dabei die Bewegungen beim Schreiben nicht gezielt aus dem Handgelenk oder den Fingergelenken fließen lassen. Bewegungen werden vorzugsweise aus dem Ellenbogengelenk oder dem Schultergelenk ausgeführt. Dabei ist meist zu beobachten, dass der gesamte Arm des Kindes beim Schreiben in der Luft gehalten wird und nur die Spitze des Stiftes auf dem Blatt aufliegt. Andererseits kann es auch passieren, dass der Oberarm zu fest am Körper gehalten wird und dadurch eine natürliche Schreibhaltung verhindert wird.[9]

Viele Kinder halten ihr Handgelenk beim Schreiben oder malen nicht in einer leichten dorsal Extension, sondern geraten in eine palmar Flexion. Dies führt zu einer verkrampften Schreibhaltung. Außerdem entsteht dabei ein kleiner Tunnel zwischen Handgelenk und Tisch, was zusätzlich den Schreibfluss beeinflusst.[10]

Auch der Zustand der Bilateralintegration (Fähigkeit rechte und linke Körperseite gemeinsam zu koordinieren) spielt beim Schreiben eine tragende Rolle. Kinder die Defizite in der Bilateralintegration aufweisen, sind meist nicht in der Lage ihre eigene Mittellinie im Körper zu Überkreuzen. Deutlich wird dies, wenn Kinder auf der Mitte ihres Blattes ihre Körperposition so verändern, dass sie ihre eigene Körpermittellinie nicht kreuzen müssen oder den Stift in die andere Hand wechseln.[11]

Störungen der visuellen Wahrnehmung wie beispielsweise eine Störung der Visuo-Motorik, Störung Raum-Lage-Wahrnehmungen, Defizite beim Unterscheiden von räumlichen Beziehungen können ebenfalls die Graphomotorik eines Kindes beeinflussen.[12]

---

[8] Vgl. Kisch, Pauli. 2014, S. 16 f.
[9] Vgl. Kisch, Pauli. 2014, S. 17 f.
[10] Vgl. Kisch, Pauli. 2014, S. 21.
[11] Vgl. Unterrichtsmaterialen Döpfer Schulen NPBK.
[12] Vgl. Kisch, Pauli. 2014, S. 25.

1.7 Zu erwartende Auswirkungen der Erkrankung auf Ebene von Aktivitäten

Gerade die Graphomotorik zählt zu einer der wichtigsten Kompetenzen die von Kindern spätestens in der Schule erwartet wird. Gerade in diesem Kontext werden Störungen der Graphomotorik sehr relevant für die Kinder, da sie durch ihre ungenügende Schreibfähigkeit auffallen. Natürlich stellt das Malen, Basteln oder auch das Puzzeln für diese Kinder eine große Herausforderung dar.

Im Alltag eines Kindes mit Störung der Feinmotorik kann es zu erheblichen Beeinträchtigungen kommen. So stellen alltäglich feinmotorische Aufgaben wie beispielsweise eine Schleife binden oder eine Jacke zum zuknöpfen eine Herausforderung dar. Auch das gemeinschaftliche Spielen mit anderen Kindern kann davon beeinflusst werden. Kinder die aufgrund ihrer Verzögerung unsicher sind, ziehen sich lieber zurück und sind beim Spielen eher ängstlich gegenüber anderen.

1.8 Medizinische Diagnostik

Um eine umschriebene Entwicklungsstörung der Fein- und Graphomotorik zu diagnostizieren, müssen spezielle Untersuchungen vorgenommen werden. Es müssen klinische neurologische Untersuchungen mit Prüfung der motorischen Koordination und Überprüfung der spontanen Motorik durchgeführt werden. Auch eine neurologische Erkrankung muss durch spezielle Untersuchungen ausgeschlossen werden. Unteranderem werden auch orthopädische Untersuchungen durchgeführt um körperliche Faktoren auszuschließen. Intelligenzdiagnostik spielt eine wichtige Rolle bei der Erkennung einer umschriebenen Entwicklungsverzögerung. Speziell auf die Feinmotorik bezogen, werden verschiedene Testungen durchgeführt wie beispielsweise ein Hand-Dominanz-Test oder ein Visual-Motor-Integration-Test.[13]

1.9 Medizinische Erstmaßnahmen

Um ein Kind mit einer Umschriebenen Entwicklungsverzögerung der Fein- und Graphomotorik gezielt unterstützen zu können, ist der Einsatz von Ergotherapeuten von großer Bedeutung. Beispielsweise kann in der Ergotherapie durch gezielte vorbereitende Maßnahmen die Körperwahrnehmung verbessert werden. Eine gute Körperwahrnehmung stellt eine Voraussetzung für die Feinmotorik dar. Aber auch der Einsatz von Physiotherapeuten, Sozialpädagogen oder Motopäden kann für ein Kind mit einer umschriebenen Entwicklungsstörung sinnvoll sein. Zielstellung in allen Therapien ist die Verbesserung der motorischen und dynamischen Balance sowie der Körperhaltung.[14]

---

[13] Vgl. Axtmann et al., S. 97 f.
[14] Vgl. Axtmann et al., S. 98 f.

2. Daten des Klienten

Name: Laura

Alter: 10,4 Jahre

- *Diagnose*

  Störung der Fein- und Graphomotorik (F82.1G). Emotionale Störung mit sozialer und leistungsbezogener Unsicherheit (F93.9G). Ausschluss einer Lese und Rechtschreibstörung oder Intelligenzminderung.

- *Hauptbehinderungssyndrom*

  Laura kommt vorwiegend zur Ergotherapie aufgrund ihrer emotionalen Störung. Da sie ein sehr geringes Selbstbewusstsein besitzt und sich selbst sehr stark unter Leistungsdruck setzt, benötigt sie gerade in diesem Bereich Unterstützung um ihre Kompetenzen zu stärken. Ihr geringes Selbstvertrauen schränkt sie in ihrer Handlungsfähigkeit ein, da sie Herausforderungen meidet und mit Niederlagen kaum konstruktiv umgehen kann.

- *Ergotherapie seit, Frequenz, Dauer der Behandlung*

  Laura geht seit dem 13.08.2015 einmal Wöchentlich zur Ergotherapie. Sie nimmt dort an einer Gruppentherapie teil, die ca. 45 Minuten dauert. Die Therapie mit Laura richtet sich, nach dem sensomotorischen-perzeptiven-Behandlungsverfahren.

- *Aktuelle Lebenssituation*

  Laura wohnt gemeinsam mit ihren Eltern und ihrer Schwestern in einer Großstadt. Sie besucht die 4 Klasse einer Grundschule.

- *Soziale Anamnese(laut Aussage des Vaters)*

  Laura wohne mit ihrer Familie in einer Großstadt in NRW. Die Familie wohne in einem Mehrfamilienhaus. Laura habe eine ältere Schwester zu der sie allerdings eine distanzierte Beziehung habe. Ihre Mutter sei halbtags als Erzieherin in einem Kindergarten tätig und verbringe somit viel Zeit nachmittags mit ihren zwei Töchtern. Lauras Vater sei ebenfalls Erzieher und hat Schichtdienst. Laura habe ein eigenes Zimmer, das laut Aussage des Vaters eine altersentsprechende Ausstattung aufweise. Laura besuche eine Grundschule welche sie allerdings dieses Jahr verließe um die weiterführende Schule zu besuchen. Lauras Hobbys seien Handball, Tanzen und die Tätigkeit als Messdienerin. In Lauras Leben seien schon einige wichtige biografische Ereignisse eingetreten, die Laura in ihrem bisherigen Leben sehr geprägt haben sollen. Der Vater berichtet beispielsweise von dem Selbstmord seiner Schwester die eine enge Beziehung zu Laura gehabt haben soll. Die Trauer von Lauras Mutter über eine Fehlgeburt soll laut Aussage des Vaters Laura schon von Geburt an in ihrer Entwicklung beeinflusst haben. Die Beziehung zwischen Lauras Mutter und ihrem Vater soll sehr angespannt sein. Der Vater berichtet, das sie überlegen sich zu trennen. Laura habe laut Aussage ihres Vaters wenige Freunde.

- *Medizinische Anamnese(laut Aussage des Vaters)*
Die Schwangerschaft mit Laura sei unauffällig verlaufen. Die Geburt sei in der 41. Schwangerschaftswoche spontan und ohne Komplikationen erfolgt. Das Geburtsgewicht habe 2.550 g betragen. Laura sei 50 cm groß gewesen und ihre APGAR Werte seien 10/10 gewesen. Laura sei als Säugling sehr unauffällig gewesen. Bei Laura seien keinerlei körperliche Erkrankungen oder Allergien bekannt. Vor der Ergotherapie habe Laura keine Behandlungen in Form von Therapien oder Fördermaßnahmen erhalten.

- *Schulische / Berufliche Anamnese*
Laut Akte besuche Laura die 4 Klasse einer Grundschule.

3. Ergotherapeutischer Befund

3.1 Ersteindruck

Die erste Kontaktaufnahme mit Laura war während einer Therapieeinheit bei meiner Anleiterin. Wir begrüßten Laura im Wartebereich der Praxis. Ich stellte mich kurz mit Namen vor und erklärte ihr, dass ich Praktikantin sei und bei der Therapie gerne zuschauen würde. Auch sie begrüßte mich sehr freundlich, dennoch zurückhaltend. Laura machte einen schüchternen Eindruck aber willigte direkt ein, dass ich sie begleiten dürfte. Im Verlauf der Therapie wurde sie immer Kontaktfreudiger. Schnell fiel mir auf, dass Laura Blickkontakt zu anderen Personen vermied. In dieser Therapieeinheit bekamen die Kinder die Aufgabe, positive Eigenschaften an sich selbst zu benennen und diese auf ein Blatt zu kleben. Hierbei wurde deutlich, dass Laura große Schwierigkeiten damit hatte und eher nur negative Dinge an sich feststellen konnte. Sie beschrieb viele Dinge die ihr schwer fallen. Zudem wirkte ihre Sprache und Wortwahl sehr emotionslos.

3.2 Äußeres Erscheinungsbild

Laura ist ein zierliches Mädchen mit leicht rötlichen schulterlangen Haaren. Sie ist ca. 131 cm groß und wiegt etwa 30 kg. Um Ihre Nase herum befinden sich kleine Sommersprossen, was ihr einen sympathischen Ausdruck verleiht. Sie trägt lockere und altersgerechte Kleidung. Meist trägt sie ein T-Shirt und eine Jeanshose. Auffallend ist, dass ihre Fingernägel abgekaut sind. Auch ihre hellblaue Augenfarbe ist sehr auffallend. Insgesamt hat sie eine eher verkrampfte Körperhaltung und teilweise hochgezogene Schultern.

3.3 Personenbezogene Faktoren

Lauras Familie ist religiös. In der Freizeit ist Laura als Messdienerin aktiv. Ihre Eltern legen viel Wert auf eine gute Erziehung und auf schulischen Leistungen. Sehr wichtig für Laura ist ihre beste Freundin. Dies spiegelt sich in Gesprächen mit ihr wieder, da sie viel von ihrer Freundin erzählt und sich häufig mit ihr vergleicht. Sie hat einen engen Kontakt zu ihrer Oma und ihrem Opa. Regelmäßig nach der Schule besucht sie die beiden und genießt die gemeinsame Zeit.

3.4 Aktivitäten und Teilhabe

Im Rahmen des COPM a Kids (Canadian Occupational Performance Measure) wurden folgende bedeutungsvolle und eingeschränkte Aktivitäten von Laura selbst benannt:

Im Bereich der Selbstversorgung fällt es Laura schwer, selbständig eine Jacke zu knöpfen. Aufgrund ihrer eingeschränkten Feinmotorik schafft sie es nur schwer die Knöpfe im Spitzgriff zu fassen und die Finger selektiv zu bewegen, um anschließend die Knöpfe durch die passenden Löcher zu schieben. Auf dieses Betätigungsproblem bezogen berichtet Laura, dass sie ungern eine Jacke mit Knöpfen anzieht, da sie dadurch immer länger braucht als andere Kinder und sie somit auch später in die Pause kommt. Die Teilhabe an der Pause mit anderen Kindern ist daher für Laura eingeschränkt.

In den Bereichen der Produktivität äußerte Laura, dass sie Schwierigkeiten beim Schreiben und Schneiden hat. Beim Schreiben ist auffallend, dass Laura den Stift nicht im Dreipunktgriff hält. Ihr Handgelenk gerät in eine Palmarflexsion-Stellung. Durch diese Defizite wird ihrer Schrift unleserlich. Beim schneiden mit der Schere ist auffällig, dass Laura unter Zeitdruck nur ungenügend auf der Linie scheiden kann. Dieses zuletzt genannte Betätigungsproblem verstärkt sich insbesondere dann, wenn sich Laura von ihren Klassenkammeraden ablenken lässt. Zudem werden diese zwei Betätigungsprobleme von ihrer Lehrerin bemängelt. Immer wieder kommt es dadurch zu kleineren Konflikten zwischen Laura und ihrer Lehrerin, was Laura natürlich gerade im Bezug zu ihrer leistungsbezogenen Unsicherheit stark beeinflusst und für sie eine entspannte Teilhabe am Unterricht erschwert.

Ein weiterer Punkt der in der Befunderhebung mit Laura deutlich wurde ist, dass es ihr schwerfällt selbständig ihre Schultasche zu packen. Sie berichtet, dass sie immer wichtige Schulsachen vergisst, da sie im Stundenplan in der falschen Spalte schaut oder die Handlung unterbricht, weil sie abgelenkt ist. Sie umgeht dieses Problem indem sie andauernd alle Schulsachen im Rucksack verstaut und somit was sie benötigen könnte, bei sich trägt. Laura berichtet jedoch, dass ihre Schultasche dadurch sehr schwer ist und der Schulweg mühevoll ist.

Im Allgemeinen ist festzuhalten, dass Laura laut Aussage der Eltern und aufgrund ihrer Leistungsbezogenen Unsicherheit ein sehr niedriges Selbstvertrauen besitzt und dadurch viele Aktivitäten umgeht. Zudem kann Sie mit Niederlagen sehr schlecht umgehen. Sie beweist eine sehr schlechte Frustrationstoleranz. Um ihre Unsicherheit zu überspielen, zeigt sie ein eher ablehnendes Verhalten, was anderen Kindern teilweise befremdlich vorkommt. Aus diesem Grund hat Laura wenig Freunde die mit ihr spielen wollen. Gerade dieser Faktor beeinflusst Lauras Teilhabe im gesellschaftlichen Leben sehr.

3.4.1 Lernen und Wissensanwendung

- *Aufmerksamkeit fokussieren*

Laura gelingt es nur teilweise ihre Aufgabe zu fokussieren. In der Schule und auch in der Konzentrationsgruppe der Ergotherapie wird deutlich, dass Laura sich gerade von anderen Kindern immer wieder von ihrer eigentlichen Aufgabe ablenken lässt. Ein ganz konkretes Beispiel dafür war, als Laura vom Therapeuten eine Aufgabe zum Ausschneiden eines Bildes bekommen hat und sie diese Aufgabe immer wieder unterbrach um persönliche Dinge aus ihrer Freizeit zu berichten.

- *Lesen*

Laut Aussage der Mutter kann Laura mittlerweile flüssig lesen. Allerdings hat sie dies erst sehr spät gelernt. Auch in der Ergotherapie kann sie schriftliche Aufgaben auf einem Aufgabenblatt laut und korrekt vorlesen und diese Aufgabenstellung anschließend sicher umsetzen. Zurzeit muss Laura ein Buch für die Schule lesen, was sie laut Aussage der Eltern zuverlässig und gerne liest. Im Rahmen einer Untersuchung im sozialpädiatrischem Zentrum (SPZ) zeigten sich bei Laura folgende Ergebnisse:

1. Salzburger Lese und Rechtschreibtest (Lesetest): Durchschnittliche Ergebnisse der automatischen, direkten Worterkennung und des synthetischen Lesens.

2. Leseverständnisstest ELFE 1-6: Leseverständnisleistungen auf Wortebene durchschnittlich, auf Satzebene und Textebene überdurchschnittlich.

- *Rechnen*

Mittlerweile kann Laura gut rechnen. Ihre Eltern berichten allerdings, dass dies lange Zeit schwierig für Sie war. Besonders das Subtrahieren von Zahlen ist Laura lange schwergefallen. Im Mathematikunterricht der Schule hat sie mittlerweile die Schulnote 3 erhalten. In der Ergotherapie gelingt es Laura einfache Rechenaufgaben während eines Spiels (gewonnenen Punkte zusammenrechnen) lösen.

- *Schreiben*

Das Schreiben stellt für Laura eine Herausforderung dar. Als Laura in der Ergotherapie Schreiben sollte ist mir aufgefallen, dass sie die Wörter so schreibt, wie Sie ausgesprochen werden. Die Mutter berichtet, dass sich Laura lange Zeit weigerte schreiben zu lernen. Beim Schreiben wird deutlich, dass sie den Stift im Vierpunktgriff hält und ihr Handgelenk in einer Palmarflexion-Stellung. Außerdem weißt Sie einen Daumenüberschlag auf. Ihre Körperhaltung ist beim Schreiben weit über dem Tisch gebeugt.

Auch die Funktion des Schreibens wurde bei Laura im SPZ überprüft. Bei der Hamburger Schreibprobe HSP3 erzielte Laura nur knapp durchschnittliche Werte.

- *Problem lösen*

In Bezug auf Lauras leistungsbezogener Unsicherheit fällt es ihr schwer selbständig Probleme zu lösen. Gerade wenn Schwierigkeiten oder Probleme bei einer Arbeitsaufgabe in der Ergotherapie auftreten, weigert sie sich und fängt häufig an zu weinen. Sie kommt also durch ihre Unsicherheit und ihr Vermeidungsverhalten nicht dazu, eine Problemlösungsstrategie zu erarbeiten oder anzuwenden. Allerdings war auffallend, dass Laura im Rahmen einer Gruppentherapie für ein Problem eines Jungen, der von einem Streit mit einem Mitschüler berichtetet adäquate Lösungen für ihn vorschlug.

- *Entscheidungen treffen*

In der Ergotherapie zeigt sich bereits, dass Laura Entscheidungen treffen kann. In der Therapie bekam Laura die Aufgabe eine Stadt nach ihren Wünschen aufzumalen und dabei zu entscheiden, was sich alles in dieser Stadt befinden sollte. Laura entschied sich schnell, wie die Stadt aussehen sollte. Auch bei der Durchführung des COPMs a Kids konnte sie klare Entscheidungen treffen, welche Aktivitäten für sie wichtig und welche eher unwichtig sind.

- *Spielen*

Laut Aussage der Mutter ist Laura ein Kind was viel für sich alleine spielt. Die meiste Zeit spielt sie liegend auf ihrem Bett Computerspiele. Außerdem liest sie gerne. Zurzeit ist für Laura das Trampolinspringen eine besondere Leidenschaft.

3.4.2 Allgemeine Aufgaben und Anforderungen

- *Einzelne Aufgaben übernehmen*

Laura kann einzelne Aufgaben übernehmen. In der Ergotherapie erhielt sie als Gruppenaufgabe, mit einem anderen Jungen eine Stadt aufzumalen. Sie übernahm dabei Verantwortung für ihren Teil der Aufgabe und organisierte selbständig ihre Arbeitsmaterialien. Ihren Teil der Aufgabe, die Häuser aufzumalen konnte sie zufriedenstellend abschließen.

- *Mehrfachaufgaben übernehmen*
Das Ausführen von Mehrfachaufgaben stellt für Laura kein Problem dar. Wenn Laura die Aufgabenstellung durch den Therapeuten richtig verstanden hat, gelingt es ihr z.b. Utensilien selbständig zu besorgen und die Aufgabe Schritt für Schritt sowie in sinnvoller Reihenfolge durchzuführen. So baute sie beispielsweise in der letzten Einheit ein komplexes Tischspiel in der richtigen und sinngemäßen Reihenfolge auf.

- *Die tägliche Routine durchführen*
Laura hat Schwierigkeiten ihre tägliche Routine durchzuführen. Bei der Durchführung ihrer Hausaufgaben benötigt sie stets die Hilfe ihrer Mutter, da sie sich sonst zu schnell ablenken lässt und das eigentlich Ziel, ihre Hausaufgaben zu machen in den Hintergrund gerät. Die Mutter berichtet, dass bei den Hausaufgaben ihr Arbeitsplatz unstrukturiert ist. Auch das morgendliche Schulranzen packen, fällt ihr laut Aussage der Mutter schwer. Sie plant zu wenig Zeit ein und gerät in Stress. Dadurch packt sie versehentlich oftmals die falschen Schulunterlagen ein.

3.4.3 Kommunikation

- *Kommunizieren als Empfänger gesprochener Mitteilungen*
Laura versteht Anleitungen während der Therapie gut und versucht diese so gut wie möglich umzusetzen. Auf Fragen bezüglich ihrer Freizeit kann sie adäquat Antworten und signalisiert so, dass sie die Fragestellung genau verstanden hat.

- *Sprechen*
Laura kann sich gut ausdrücken. Zu Beginn jeder Therapieeinheit frage ich Laura, wie es ihr geht und wie die Woche verlaufen ist. Auf meine Fragen kann sie adäquat Antworten und ihre Erlebnisse so wiedergeben, dass ich genau verstehe was sie meint.

- *Konversation*
Durch ihre Unsicherheit ist Lauras Konversation mit den anderen Kindern in der Gruppentherapie eingeschränkt. Bei gemeinsamen Aufgaben stellt sie anderen Kindern zwar Fragen oder reagiert auf Fragen die ihr gestellt werden, allerdings ist zu beobachten, dass Lauras Sprache und Wortwahl sehr monoton ist. Durch die monotone Wortewahl wirkt sie distanziert und zeitweise „arrogant". Die anderen Kinder reagieren daher sehr zurückhaltend auf sie.

- *Kommunikationsgeräte und Techniken*

  Laura spielt in ihrer Freizeit gerne PC-Spiele oder Nintendo. Ihre Mutter berichtet, dass sie sich damit gut auskennt und den Computer selbständig bedienen kann. Laura besitzt ein eigenes Handy, welches sie gut handhaben kann und auf dem sie gerne Spiele spielt. Mit ihrem Handy ruft Laura meist ihren Opa oder ihre Freundin an.

3.4.4 Mobilität

- *Feinmotorischer Handgebrauch in Bezug zur Mobilität*

  Laut Aussage der Mutter beweist Laura beim Fahrradfahren Feinmotorische Geschicklichkeit. Sie greift den Lenker des Fahrrads korrekt und kann sicher die Klingel bedienen. Auch in der Therapie zeigte sich, dass Laura den Lenker eines Tretrollers sicher greifen und führen kann.

- *Eine elementare Körperposition wechseln*

  Laura. kann sich selbständig hinlegen. Sie schafft es, sich selbständig vom Sitzen auf den Boden zu legen und dort alle geforderten Positionen für ein ergotherapeutisches Spiel wie Rückenlage, Seitlage und Bauchlage einzunehmen. Allerdings zeigte sich in der Therapie, dass Laura Schwierigkeiten dabei hat ihre Bewegungen gezielt zu koordinieren um durch einen Reifen zu klettern. Sie blieb mehrmals am Reifen hängen und ihre Bewegungen sahen dabei eher ungeschickt aus. Beim Hineinspringen in den Reifen wurde deutlich, dass Laura Schwierigkeiten mit der motorischen Planung aufweist. Sie schaffte es nur ungenügend mit geschlossenen Beinen in den Reifen zu springen und musste mehrmals erneut beginnen.

- *Sitzen*

  Laura kann aufrecht auf einem Stuhl sitzen. Bei graphomotorischen Aufgaben wird allerdings deutlich, dass sie beim Schreiben ihren Oberkörper stark nach vorne Beugt um auf dem Blatt schreiben zu können.

- *Gehen*

  Beim Gehen weist Laura keine Einschränkungen auf.

- *In einer Körperpostition verbleiben*

  In der Ergotherapie bleibt Laura bei Aufgaben am Tisch zuverlässig und ruhig sitzen.

- *Andere Bewegungsformen*

  In der Therapie zeigte sich, dass Laura beim Klettern über größere Bausteine eines Parcours eher unsicher wirkte. Sie kletterte langsam und zögerlich. Es wurde deutlich, dass

Laura Schwierigkeiten dabei hatte ihre Bewegungen gezielt zu koordinieren und ihre Bewegungen zu planen.

- *Hand und Armgebrauch*
In der Ergotherapie zeigte sich, dass Laura gerade mit dem Ball gute Fertigkeiten beweist. Bei dem Spiel „Tiere sagen und Ball fangen" wirft sie den Ball ihrem Gegenüber sicher zu und kann ihn auch zuverlässig mit beiden Händen fangen.

- *Treppe steigen*
Beim Treppe steigen weißt Laura keine Einschränkungen auf. Sie geht alle Treppen selbständig hoch und runter.

- *Ein Fahrzeug fahren*
Laura kann altersentsprechend Fahrrad fahren, sowie einen Tretroller fahren

- *Ein Transportmittel benutzen*
Hierzu liegen keine Kenntnisse vor.

3.4.5 Selbstversorgung
- *Sich waschen*
Laut Aussage der Mutter wäscht sich Laura selbständig. Sie Duscht gerne und ausgiebig. Wäscht sich dabei selbständig die Haare und trocknet sich adäquat ab.

- *Einzelne Körperteile pflegen*
Auffallend in der Therapie war, dass Laura zwar sehr abgekaute Fingernägel hat aber sich des Öfteren Dreck unter den sehr kurzen Fingernägeln befindet. Ansonsten berichtet die Mutter allerdings, dass Laura sich zuverlässig und sorgfältig ihre Zähne putzt und diese pflegt.

- *Die Toilette benutzen*
Laura kann während der Therapie selbständig die Toilette benutzen und weist in diesem Bereich keine Einschränkungen auf. Auch wäscht sie sich danach ordnungsgemäß die Hände.

- *Ankleiden*
In der Ergotherapie und bei der Durchführung des COPM a Kids wurde deutlich, dass Laura Schwierigkeiten beim Anziehen eines Pullovers hat. Sie berichtet, dass sie sich oft im Pullover verfängt oder ihn anschließend falsch herum anhat. Die Mutter von Laura bestätigte dies im Gespräch und sagte mir, dass sie ihrer Tochter immer wieder dabei helfen würde. Beim Ankleiden der Hose oder Socken weißt Laura keine Einschränkungen auf.

Beim zuknöpfen einer Jacke weißt Laura Schwierigkeiten auf. Sie schafft es nur sehr mühselig die Knöpfe in die passenden Löcher der Jacke zu schieben.

- *Essen und Trinken*

Im Elterngespräch wird deutlich, dass Laura nicht wirklich mit Messer und Gabel ist. Immer wieder legt sie das Besteck weg und möchte gerne mit ihren Fingern essen. Die Eltern müssen sie immer wieder dazu auffordern mit Messer und Gabel zu essen.

3.4.6 Häusliches Leben

- *Einkaufen*

Laura berichtet, dass sie häufig gemeinsam mit ihrer Mutter einkaufen geht. Sie bekommt ein wenig Taschengeld von dem sie sich selbst etwas kaufen kann. Von ihrem Geld holt sie sich am liebsten Süßigkeiten. Sie erkennt selbständig wie viel Geld sie bezahlen muss, zahlt an der Kasse und nimmt das Wechselgeld entgegen. Allerdings sagt sie selbst, dass sie nie genau weiß ob das Wechselgeld stimmt.

- Mahlzeiten zubereiten

Wenn Laura Hunger hat bereitet sie sich manchmal ein Brötchen oder Butterbrot zu. Sie schmiert das Brötchen selbständig und belegt es meist mit Käse. Was ihr bei dieser Betätigung schwer fällt ist, dass sie vorwiegend den Tisch nicht ordentlich hinterlässt, sondern gern die gebrauchten Gegenstände stehen lässt.

- Hausarbeiten erledigen

Nach Aufforderung der Mutter kann Laura einzelne Aufgaben im Haushalt übernehmen. Ihre Aufgabe ist es die Spülmaschine einzuräumen. Sie schafft es dabei strukturiert vorzugehen und die Spülmaschine systematisch einzuräumen. Allerdings unterbricht sie meist die Handlung und lässt sich durch ihre ältere Schwester ablenken. Die Spülmaschine wird dann nur zur Hälfte eingeräumt. Durch ihre Mutter wird sie aufgefordert, das einräumen der Spülmaschine abzuschließen.

3.4.7 Interaktion und Beziehung

Laura hat insgesamt wenig soziale Kontakte. Im Allgemeinen sucht sie mehr Kontakt zu Erwachsenen als zu gleichaltrigen Personen. In der Gruppentherapie der Ergotherapie fällt deutlich auf, dass sie immer sehr distanziert gegenüber den anderen Kindern wirkt. Sie vermeidet den Blickkontakt und reagiert auf Kritik von den anderen Kindern immer sehr „arrogant". Als in der Ergotherapie ein Spiel gespielt wurde und Laura Schwierigkeiten mit der Umsetzung der Spielregeln hatte merkte man ihr den Frust deutlich an. Sie betonte oft, dass sie das Spiel unsinnig findet und es ihr keinen Spaß macht.

3.4.8 Gemeinschaft und Freizeit

- Gemeinschaft

Laura nimmt an gemeinschaftlichen Aktivitäten der Familie teil. Die Mutter berichtet, dass sie häufig gemeinsame Spieleabende machen. Auffallend ist allerdings, dass auch hierbei Laura eine niedrige Frustrationstoleranz zeigt. Immer vergleicht sie sich mit der Leistung ihrer älteren Schwester. Wenn spiele gewählt werden in denen sie nicht gut ist, versucht sie sich zunächst zu verweigern.

- Erholung und Freizeit:

Lauras Hobbys in ihrer Freizeit sind Tanzen, Handball. Für beide Aktivitäten ist sie in einem Verein Mitglied. Entspannen tut sie sich entweder mit Lesen oder mit Computerspielen.

3.5. Körperfunktionen

3.5.1 Mentale Funktionen

- Kognitiv-sprachliche Funktionen

Laura versteht einfache oder auch etwas komplexere Spielregelerklärungen in der Ergotherapie und kann diese adäquat umsetzen. Auf Inhaltliche Fragen welche Aspekte sie bei verschiedenen Therapiesituationen beachten muss, kann sie angemessen Antworten. Auf gezielte Fragen z.B. nach ihrer Messdienerfreizeit kann sie genaue und auf die Frage abgepasste Antworten geben.

- Gedächtnis

In der Therapie zeigte sich bereits, dass Laura bei dem Spiel „Ich packe meinen Koffer" sich die Reihenfolge der Gegenstände stimmig merken konnte. Allerdings ist festzustellen, das gerade bei diesem Spiel Laura sich sehr unter Druck setzt und dadurch ihre Leistung negativ beeinflusst wird.

- Grundlegende Kognitive Funktionen

Laut der Diagnose vom Arzt ist bei Laura keine Intelligenzminderung festgestellt worden. Auch eine Lernbehinderung ist ausgeschlossen worden.

- Höhere Kognitive Funktionen

Während der Therapie hat Laura unter anderem Schwierigkeiten bei Spielen, welches logisches Denken fordert. Sie tat sich schwer die Spielregeln so umzusetzen, dass sie strategische Spielzüge durchführen konnte. Besonders auffallend war, dass sie nicht nach

Lösungsstrategien suchte und eventuell nach Hilfestellung fragte, sondern eine sehr niedrige Frustrationstoleranz zeigte indem sie das Spiel als „unsinnig" beschimpfte.

- Aufmerksamkeit

Laura kann nur teilweise ihre Aufmerksamkeit fokussieren. Gerade in der Gruppentherapie der Ergotherapie merke ich immer wieder, dass Laura sich durch die anderen Kinder von ihrer eigentlichen Aufgabe ablenken lässt. Sie unterbricht regelmäßig ihre Handlung um andere Kinder zu beobachten. In der Durchführung des TEACH wird deutlich, dass Laura Schwierigkeiten bei der geteilten Aufmerksamkeit aufweist. Bei der Aufgabe zur Testung der geteilten Aufmerksamkeit, erbringt sie nur unterdurchschnittliche Werte. Besonders Auffallend war, dass der Test bei Laura abgebrochen werden musste, da sie sich selbst zu sehr unter Leistungsdruck setzte und zu weinen anfing. Ihre Mutter berichtet, dass Laura beim Lesen oder Computerspielen eine hohe Konzentrationsfähigkeit zeigt.

- Orientierung

Laura ist örtlich Orientiert. Ihre Mutter berichtet, dass sie ihren Schulweg zuverlässig und richtig geht. Auch im Praxisräumen der Ergotherapie kennt sich Laura aus. Bei der zeitlichen Orientierung weißt Laura Schwierigkeiten auf. Sie sagt selbst, dass es ihr schwer fällt die Uhr zu lesen und dass sie dies zurzeit mit ihrem Opa gemeinsam übt. Es fällt ihr schwer die Zahlen eines normalen Zifferblatts einer Uhr auf die Uhrzeit einer digitalen Uhr zu übertragen. Allerdings kann sie Tageszeiten richtig zuordnen. So weiß sie genau, dass ihre Therapiezeit in der Ergotherapie um 15:45 beginnt und 45 Minuten dauert.

- Emotionale Funktionen (z.B. Affektkontrolle)

Im Gespräch mit einer Kollegin die auch mit Laura zusammen gearbeitet hat wird deutlich, dass sie wenig Affektkontrolle besitzt. So passierte es, dass Laura sich über ihren eigenen Misserfolg so aufregte, dass sie sich selbst Ohrfeigte. Misserfolge sind für Laura sehr schwer zu ertragen. Nicht selten passiert es deshalb, dass Laura gerade bei Testungen in der Ergotherapie anfängt zu weinen.

- Offenheit gegenüber neuen

Laura reagiert zunächst unsicher und zurückhaltend, wenn sie neuen Situationen ausgesetzt ist. Wenn neue Kinder in die Gruppentherapie der Ergotherapie kommen reagiert sie ebenfalls schüchtern und vermeidet zunächst den Kontakt mit ihnen. Dies zeigt sich darin, dass Sie die neuen Kinder nicht anschaut oder nicht mit ihnen spricht. Nach und nach gelingt es ihr aber dennoch mit den Kindern zu interagieren.

- Erfahrungen

Laura ist neuen Erfahrungen gegenüber sehr zurückhaltend. Bekommt Laura in der Ergotherapie neue Aufgaben gestellt, die ihr unbekannt sind, wird ihr Verhalten sehr ruhig und zurückhaltend. In solchen Situationen sagt sie meist, dass sie die Aufgabe nicht kann. Mit Hilfe des Therapeuten traut sie sich jedoch anschließend die neue Aufgabe zu. Beispielweise weigerte sie sich zunächst durch einen Reifen zu springen aus Angst dies nicht zu schaffen.

- psychische Stabilität

Lauras psychische Stabilität ist eingeschränkt. In der Therapie wurde deutlich, dass Laura mit ihren eigenen Defiziten nicht umgehen kann. Sie versuchte in der Therapie selbst eine Uhr zu malen. Als sie merkte, dass ihr dies nicht gelingt, wurde sie sehr aggressiv sich selbst gegenüber und meinte, dass sie bald ausrasten würde.

Im Allgemeinen ist festzuhalten, dass Laura nur dann, wenn sie etwas gut kann mit sich selbst zufrieden ist.

- Selbstvertrauen

Laura besitzt ein niedriges Selbstvertrauen. Gerade bei der Durchführung des COPMs a Kids wird deutlich, dass Laura wenig Vertrauen in ihre eigenen Kompetenzen hat. Es fällt ihr deutlich leichter Betätigungen herauszufiltern die sie nicht gut kann als Betätigungen die sie gut kann. Auch in einer weiteren Therapiesituation mit einem Kollegen, wo Laura gute Eigenschaften an sich nennen soll fällt ihr dies auffallend schwer.

- Impulskontrolle

Laura besitzt wenig Impulskontrolle. Gerade bei Misserfolgen kann sie ihren Frust nicht verbergen oder regulieren. Sie fängt an zu weinen oder schimpft über das Spiel. Als in der Therapie das Spiel „das verrückte Labyrinth" gespielt wurde und ein anderes Kind, Laura immer wieder den Spielweg zugebaut hat beschimpfte Laura das andere Kind.

- Motivation

Lauras Motivation in Handlung zutreten bei Dingen wo sie weiß, dass sie diese kann, ist gut. Allerdings merkt man deutlich, dass Laura Handlungen vermeidet die sie nicht gut kann. Beispielsweise spielte sie mit mir in der Therapie sehr gerne das Spiel UNO. Als es allerdings darum geht einige Testungen durchzuführen musste Ich als Therapeut viel Überzeugungsarbeit leisten um sie zu motivieren. Ihre Mutter berichtet, dass sie im Alltag wenig Leistungsbereitschaft zeigt und sich vor Hausarbeiten drücken würde und nur nach mehrmaliger Aufforderung die jeweiligen Aufgaben erledigt.

3.5.2 Sinnesfunktionen und Schmerz (b2)

- Funktionen des Sehens (visuelle Wahrnehmung)

  In der Auswertung des FEW-JE wird deutlich, dass Laura in den Bereichen Gestaltschlie-
  ßen, in der Visuo-motorischen Geschwindigkeit und in der Visuo-motorischen Suche unterdurchschnittliche Werte erzielte. Sie erreichte in diesen Bereichen die Wertepunkte 2
  und 4. Alle anderen Bereiche wie z.B. Abzeichnen oder Figur-Grundwahrnehmung liegen
  im durchschnittlichen Bereich. Laura zeigte in der Therapie, dass sie sich schnell von visuellen Reizen ablenken lässt. So schaut sie z.b. aus dem Fenstern und konzentriert sich
  nur ungenügend auf ihre Aufgabe.

- Funktionen des Hörens, Funktion des Schmeckens, Funktion des Riechens

  Hierzu liegen keine Kenntnisse vor.

- Vestibuläre Funktionen

  In der Therapie balancierte Laura sicher über eine umgedrehte Therapiebank. Sie benutz-
  te dabei ihre Arme um sich auszubalancieren. Auch bei einem Spiel in der Hängematte
  fühlte sich Laura sichtlich wohl und spielte das Spiel ausdauernd mit.

- Tiefensensibilität (Propriozeption)

  Lauras Körperschema zeigte sich innerhalb der Therapie als eingeschränkt. Bei einem
  Spiel, wo sie mit geschlossenen Augen die Finger-Dauem-Oppostion durchführen sollte,
  konnte sie die Finger nicht in der richtigen Reihenfolge gezielt zusammenführen. Auch bei
  der Somatopraxie weißt Laura Schwierigkeiten auf. Bei der Bewältigung eines aufgebau-
  ten Parcours muss Laura sehr oft überlegen, wie sie die Hindernisse überwinden kann.
  Propiozepzive Reize sucht sich Laura selbständig. Beispielsweise springt sie gerne
  Trampolin.

- Oberflächensensibilität (Tastsinn)

  In der Therapie zeigte sich, dass Laura mit geschlossenen Augen verschiedene Oberflä-
  chen sehr gut differenzieren kann. Sie kann genau beschreiben ob die Oberfläche eher
  glatt oder rau ist. Als Sie verschiedene Gegenstände im Rabsbad suchen sollte, exploriert
  Laura mit ihren Händen und dem Rabs. Zudem äußerte sie, dass sie es schön findet ihre
  Hände in den Rabs hinein zu tauchen.

- Schmerz (Schmerzart und Lokalisation)

  Hierzu liegen keine Kenntnisse vor.

- Nahrungsaufnahme

  Laut Aussage der Mutter, isst Laura regelmäßig und kann Nahrung zerkleinern.

3.5.3 Neuromuskuloskeletale und bewegungsbezogene Funktionen

- Gesamtmuskeltonus

Laura weist einen eher hypertonen Gesamtmuskeltonus auf. Sie besitzt eine sehr feste Körperspannung und ihre Schultern sind meist hochgezogen. Sie beweist allerdings einen angemessenen Aktionstonus, z.B. beispielsweise beim Trambolin springen. Beim Schubkarrenrennen mit einem anderen Kind konnte sich Laura sehr gut mit den Armen hoch stützen und ihren Rumpf stabil halten.

- Muskelkraft

Laura zeigt beim Schreiben, dass sie ihre Kraft dosieren kann. So drückt sie ihren Stift beim Schreiben nicht zu fest auf das Papier und kann mit ihrer Hand über das Papier gleiten.

- Muskelausdauer

Die Muskelausdauer zeigt sich bei Laura altersentsprechende entwickelt. So kann sie beispielsweise ausdauernd auf dem Trampolin springen ohne dabei schnell zu ermüden.

- Koordination

In der Therapie beweist Laura eine gute Bilaterlaintegration. Beim Malen einer großen Acht konnte Laura ihr Mittellinie überkreuzen. Auch das Zusammenspiel der Körperhälften gelingt Laura gut. Bei einem Klatschspiel kann Laura die Bewegungen gezielt und sicher durchführen. Im Bereich der Diadochokinese weißt Laura allerdings Schwierigkeiten auf. Bei der Durchführung von Pro und Supination wird Laura ungenau und die Bewegungen vermischen sich. Allerdings konnte Laura in der Therapie sehr gut einen Hampelmann springen, was auf eine gute Gesamtkörperkoordination schließen lässt.

3.6. Umweltfaktoren (e-Klassifikation der ICF)

3.6.1 Produkte und Technologien (e1)

- zum persönlichen Gebrauch im täglichen Leben

Hier liegen leider keine Kenntnisse vor.

- zur persönlichen Mobilität drinnen und draußen

Laura besitzt ein Fahrrad mit dem sie gerne fährt.

- zur Kommunikation

Hier liegen keine Einschränkungen vor.

3.6.2 Unterstützung und Beziehungen (e3)

- Engster Familienkreis

Laura wird gerade von ihren Eltern sehr unterstützt. Ihre Mutter berichtet, dass sie Laura viel bei den Hausaufgaben hilft. Auch ihr Vater versucht sie in ihren Kompetenzen zu stärken. Lauras Eltern sind sehr bemüht um ihre Tochter und ihr größtes Ziel ist es, Lauras Selbstvertrauen zu stärken. Auch Lauras Opa und Lauras Oma unterstützen sie. Der Opa übt beispielsweise mit Laura gerade das Uhr lesen.

- Freunde

Laura hat insgesamt wenige Freunde. Sie berichtet aber selbst von einer sehr engen Freundin die ihr sehr wichtig ist. Laura erzählt, dass sie sich immer gegenseitig Helfen und unterstützen.

- Autoritätspersonen

Auch Lauras Lehrerin unterstützt sie. So wurde sie beispielsweise von ihrer Lehrerin zur „Streitschlichterin" der Klasse gewählt um ihr Selbstvertrauen zu verbessern.

3.7. Evaluation des bisherigen Behandlungsverlaufes

Lauras größtes Problem ist ihr niedriges Selbstvertrauen und der daraus resultierende negative Umgang mit ihren eigenen Schwächen. Dies zeigt sich besonders in einer sehr niedrigen Frustrationstoleranz. Gerade die Frustrationstoleranz konnte Laura innerhalb der Therapie deutlich verbessern. So kommt es nur noch selten vor, dass Laura anfängt zu weinen. Zudem kann sie Verbesserungsvorschläge von dem jeweiligen Therapeuten adäquat annehmen und umsetzten. Sie berichtet selbst, dass sie in der Ergotherapie gelernt hat beim Spielen auch mal zu verlieren und damit besser umgehen kann. Lauras Interaktion mit anderen Kindern hat sich verbessert. So gelingt es ihr in der Therapie teilweise eigenen Ideen mit einzubringen. Ebenfalls hat sich ihre Konzentrationsfähigkeit verbessert. So ist sie jetzt besser dazu in der Lage sich trotz anderer Kinder auf ihre Aufgabe zu konzentrieren.

4. Ergotherapeutische Problemstellung

Problem 1

Bei der Durchführung des COPM a Kinds wurde deutlich, dass Laura Defizite beim Schreiben aufweist und selbst unzufrieden damit ist.

Laura verwischt beim Schreiben mit ihrer Schreibhand ihren bereits geschriebenen Text. Wenn sie schnell schreiben möchte, schafft sie es nicht auf der Linie zu schreiben.

- Analyse des Betätigungsproblems

Physisch

Stifthaltung: Laura hält den Stift im 4 Punktgriff und rutscht dabei mit dem Daumen zu weit über den Stift (Daumenüberschlag). Sie verdeckt dadurch die Linie auf der sie schreibt.

Handgelenk: Lauras Handgelenk gerät beim Schreiben in eine Palmarflexion und wird dadurch über die bereits geschriebene Schrift gezogen.

Visuo-motorische Geschwindigkeit: Wenn Laura schnell auf einer Linie schreiben soll, wird sie ungenau und kann nur noch ungenügend auf der Linie schreiben.

Körperhaltung: Beim Schreiben sinkt Laura mit ihrem Oberkörper mit der Zeit weit über den Tisch rüber und verliert somit eine adäquate Körperposition und somit einen guten Überblick über ihr Blatt.

Kognitiv

Wissen über eine adäquate Stifthaltung: Laura fehlt derzeit noch das Wissen über eine korrekte Stifthaltung. In der Ergotherapie wurde verständlicherweise erstmal der Fokus auf die Emotionale Störung von Laura gelegt, da sie in diesem Bereich die größeren Auffälligkeiten zeigt.

Affektiv

Geringe Frustrationstoleranz: Laura verweigert sich bei der Durchführung von Aufgaben die sie nicht gut genug kann und reagiert aggressiv wenn sie feststellt das sie scheitert oder wenn sie überfordert ist. Auch bei Korrekturen durch den Therapeuten zeigt sie eine niedrige Frustrationstoleranz, und verweigert mit der Aussage „Ich kann das nicht".

- Stärken des Klienten in Bezug zum o.g. Betätigungsproblem

Laura ist motiviert das Betätigungsproblem in Angriff zu nehmen, da sie selbst in der Befundung erwähnt hat, dass sie sich gerne verbessern möchte beim Schreiben. Laura ist kognitiv in der Lage Verbesserungsvorschläge adäquat umzusetzen und ihre Handlungen somit zu verbessern.

- Fördernde Umweltfaktoren in Bezug zum o.g. Betätigungsproblem

Laura besitzt zuhause einen Füller mit dem es ihr leichter fällt den Dreipunktgriff zu erlernen, da er besonders geformt ist. Außerdem sind Lauras Eltern in der Lage, sie regelmäßig zur Ergotherapie zu bringen. Ihre Eltern sind an einem Austausch mit den Therapeuten sehr interessiert.

- Hemmende Umweltfaktoren in Bezug zum o.g. Betätigungsproblem

Lauras Eltern sind zwar sehr bemüht ihre Tochter in ihren Kompetenzen zu fördern, allerdings wird im Gespräch deutlich, dass sie selbst viel Wert auf schulische Leistungen legen und somit Laura vermutlich unterbewusst doch sehr unter Druck setzen. Durch diesen Leistungsdruck fällt es Laura schwer, in einer entspannten Atmosphäre eine adäquate Stifthaltung zu erlernen.

- Prognose in Bezug zum o.g. Betätigungsproblem

Eine Störung der Fein- und Graphomotorik lässt sich in der Regel durch eine gute Therapie positiv beeinflussen. Es ist auch bei Laura zu erwarten, dass sie durch entsprechender Unterstützung ihre Kompetenzen in diesem Bereich verbessern kann (SR). Aufgrund von Lauras geringer Affektkontrolle bei Konfliktsituationen und Versagen reagiert sie auf Hilfestellung durch den Therapeuten oft verweigernd (IR). Gerade in der Schule wird von Laura jeden Tag gefordert, dass sie flüssig schreiben kann und den Stift richtig hält. Die Graphomotorik hat also eine tragende Rolle in Lauras aktuellem Leben (NR). In der Ergotherapeutischen Praxis gibt es gerade in Bezug zur Graphomotorik viele verschieden Hilfsmittel die Laura darin unterstützen können, ihre Kompetenzen in diesem Bereich zu verbessern. Auch der zeitliche Rahmen von 45 Minuten einmal die Woche ist ausreichend für das o.g. Betätigungsproblem (PR).

Problem 2:

Laura benötigt viel Zeit um ordentlich auf einer Linie zu schneiden. Sie kann dadurch dem Unterricht nicht mehr folgen.

- Analyse des Betätigungsproblems:

Physisch

Visumotorische Geschwindigkeit: Laura weist laut dem FEW2-JE im Bereich der Visumotorischen-Geschwindigkeit Defizite auf. Sie schafft es nicht unter Zeitdruck genau zu arbeiten.

Automatisierung: Um schnell auf einer Linie ausschneiden zu können, bedarf es ein hohes Maß an Automatisierung. Laura vermeidet es von sich aus in ihrer Freizeit zu basteln weil sie nie zufrieden ist mit ihrem Ergebnis.

Kognitiv

Geteilte Aufmerksamkeit: Laura schafft es nicht ordentlich auszuschneiden und sich gleichzeitig auf das schneiden zu konzentrieren.

Konzentration: Laura lässt sich schnell von ihren Mitschülern ablenken, dadurch ist es für Laura schwer sich ausreichend auf das Schneiden zu konzentrieren.

Affektiv

Selbstbewusstsein: Aufgrund ihres geringen Selbstbewusstseins möchte Laura immer genauso schnell beim ausschneiden sein wie die anderen Kinder und setzt sich somit selbst unter Zeitdruck.

Frustrationstoleranz: Laura beweist wenig Frustrationstoleranz bei Misserfolgen. Wenn sie bemerkt, dass ihr das genaue Schneiden nicht gelingt, wird sie sauer und hektisch. Das Schneiden auf einer Linie wird dadurch noch ungenauer.

- <u>Stärken des Klienten in Bezug auf das oben genannten Betätigungsproblem</u>
  Laura hat dieses Betätigungsproblem in der Befundung selbst benannt und ist daher sehr motiviert daran zu arbeiten und das Schneiden auf einer Linie zu verbessern.

- <u>Fördernde Umweltfaktoren in Bezug zum o.g. Betätigungsproblem</u>
  Laura besucht einmal in der Woche die Ergotherapie in der sie ganz individuell gefördert wird. Gerade ihre geringe Frustrationstoleranz und ihr niedriges Selbstbewusstsein werden in der Gruppentherapie gezielt Therapiert. Aber auch an der Konzentration und am Ausschneiden wird mit Laura gearbeitet.

- <u>Hemmende Umweltfaktoren in Bezug zum o.g. Betätigungsproblem</u>
  Hier liegen keine Einschränkungen vor

- <u>Prognose in Bezug zum o.g. Betätigungsproblem</u>
  Eine Störung der Fein und Graphomotorik lässt sich in der Regel durch eine gute Therapie positiv beeinflussen. Es ist auch bei Laura zu erwarten, dass sie durch entsprechender Unterstützung ihre Kompetenzen in diesem Bereich verbessern kann(SR) Aufgrund des geringen Selbstbewusstseins der geringen Affektkontrolle reagiert Laura auf Korrekturen durch den Therapeuten oftmals genervt und verweigert sich mit dem Satz „Ich kann das nicht"(IR) Gerade ihre Lehrerin in Kunst erwartet, dass Laura ordentlich ausschneidet. Laura gerät immer wieder in kleinere Konflikte mit ihrer Lehrerin wenn es ihr nicht gelingt ordentlich aus zu schneiden(NR)Gerade in der Gruppentherapie in der Ergotherapie kann die Konzentration und das Selbstbewusstsein verbessert werden. Auch werden in der Ergotherapie gezielte Reize gesetzt um Lauras Graphomotorik zu verbessern(PR)

- <u>Formulierung und Begründung des vorliegenden Bezugsrahmen</u>
  Für meine Therapie mit Laura wähle ich zum einen den kognitiv perzeptiven Bezugsrahmen, da ich in meiner Therapie erreichen möchte, dass Laura ihr Wissen über eine adäquate Stifthaltung und eine adäquate Handgelenksstellung verbessert. Des Weiteren wähle ich für meine Therapie den Kognitiv-Verhaltensorientierten Bezugsrahmen. Ich möchte in meiner Therapie erreichen, dass Laura am Schluss selbst erkennt, was sie gut gemacht hat und somit ihr Selbstbewusstsein steigern. Des Weiteren wähle ich auch noch den Neurophysiologischen Bezugsrahmen, da ich in meiner Therapie propriozeptive und taktile Reize setze um die Graphomotorik zu verbessern.

5. Ergotherapeutische Zielsetzung (siehe Tabelle im Anhang)

6. Planung der Sichtstunde

6.1 Zielsetzungen für die Sichtstunde

Betätigungsziele (SMARTI)	Funktionsziele
1. Laura hält mindestens bei zwei Buchstaben den Stift mit Hilfestellung im Dreipunktgriff.	1. Physisch: Verbesserung des Dreipunktgriffes, des Daumenüberschlags und der Wahrnehmung wo sich die eigenen Finger befinden. Kognition: Vertiefung des Wissens wie der Stift richtig gehalten wird. Affektiv: Verbesserung der Frustrationstoleranz.
2. Laura schreibt mindestens zwei Buchstaben und hält dabei ihr Handgelenk mit Hilfestellung in einer leichten Dorsalextension.	2. Physisch: Verbesserung der Dorsalextension im Handgelenk, und der Wahrnehmung in welcher Position sich das Handgelenk befindet. Kognition: erlernen der richtigen Technik zum Schreiben. Affektiv: Verbesserung der Frustrationstoleranz.
3. Laura nennt selbständig in der Reflexion mindestens zwei Aspekte, die sie gut gemacht hat.	3. Kognition: Bewusstmachung ihrer eigenen Stärken, Verbesserung der Fähigkeit positive Eigenschaften an sich zu erkennen. Affektiv: Steigerung des Selbstbewusstseins.

6.2 Auswahl Aktivität / Betätigung und Art der ET-Intervention

Da Laura im COPM a Kids geäußert hat, dass sie selbst unzufrieden ist wie sie Schreibt und immer ihre eigene Schrift verwischt und auch gerne besser auf einer Linie ausschneiden können möchte, habe ich diese Betätigung für meine Sichtstunde gewählt. Es handelt sich hier um eine Betätigungsbasierte Intervention, da sich Laura mit einer von ihr geäußerten Betätigung beschäftigt und diese trainiert.

Als Vorbereitende Maßnahme werde ich zum einen Laura alle wichtigen Aspekte erklären die für eine gute Schreibposition wichtig sind. Des Weiteren werde ich in der Therapie propriozeptive und Taktile Reize setzen damit Laura ihre Feinmotorik verbessern kann.

6.3 Zeitliche Planung / Inhaltliche Planung / Therapeutisches Verhalten / Begründung des Therapeutischen Verhaltens

Zeit	Inhalt	Therapeutisches Verhalten	Begründung des Therapeutischen Verhaltens
15:00	Begrüßung von Laura im Wartebereich der Praxis. Vorstellung meiner Lehrerin.	Ich begrüße Laura freundlich und zugewandt. Ich reiche ihr meine Hand zur Begrüßung und signalisiere ihr in welchen Raum die Therapie stattfinden wird.	Die erste Kontaktaufnahme mit Laura ist sehr wichtig. Durch das reichen der Hand möchte ich meine Zugewandtheit signalisieren. Meine Lehrerin stelle ich Laura vor um eine entspannte Therapiesituation zu schaffen.

15:00- 15:05	Kurze Abfrage der heutigen Befindlichkeit von Laura. Ich erkläre ihr kurz was wir in der heutigen Therapie gemeinsam machen werden.	Ich setze mich mit Laura kurz auf die Bank. Meine Körperhaltung ist freundlich und zugewandt.	Ich möchte somit ihr Vertrauen für die heutige Therapie gewinnen und erfahren, wie ihre heutige Stimmung ist die eventuell meine Therapieplanung beeinflusst könnte. Um Transparenz zu schaffen, gebe ihr einen Überblick was wir zusammen machen.
15:05- 15:15	Vorbereitende Maßnahme: Wiederholung und Vertiefung der für Laura relevantesten Aspekte einer adäquaten Stifthaltung. Wiederholung der eigenen Zielsetzung.	Ich setze mich mit Laura an den Tisch. Ich bitte Laura zunächst ihre eigenen zuvor bereits erarbeitenden Therapieziele zu wiederholen und lobe sie dafür. Danach frage ich sie, ob sie sich noch daran erinnern kann was wir bereits gemeinsam in Bezug zur Stifthaltung erarbeitet haben.	Ich setze mich mit Laura an den Tisch um eine gute Arbeitsposition zu schaffen. Ich möchte, dass sich Laura an ihre eigene Zielsetzung erinnert, damit sie motivierter für die Therapie ist. Ich wiederhole alle bereits schon erarbeiteten Aspekte einer adäquaten Stifthaltung damit Laura diese verinnerlichen kann.
15:15- 15:30	Parcour: 1. Verbesserung der propriozeptiven Wahrnehmungsverarbeitung (Körperschema, motorischen Planung) 2. Verbesserung der taktilen und propiozeptiven Wahrnehmungsverarbeitung: 3.Verbesserung des Körperschemas Station4: Verbesserung der Visoumotorischen Geschwindigkeit und des 3PG Station5:. Verbesserung des Dreipunktgriffs und der dorsalextension im Handgelenk.	Ich erkläre Laura zunächst den Parcour und verdeutliche ihr das alle Stationen bewusst gewählt worden sind um sie darin zu unterstützen ihre eigenen Ziele zu erreichen. Station 1: In Bauchlage über die Bank ziehen. Station 2: Kneten eines Buchstabens. Station 3: Steckspiel mit passendem Buchstaben Station 4: Im Dreipunktgriff Holznuggets so schnell wie möglich auf einer Linie schieben. Station 5: Aufschreiben und ausschneiden des gewünschten Buchstabens im Dreipunktgriff und in der dorsalextension im Handgelenk Ich begleite Laura an jeder Station. Ich lobe Laura adäquat beim durchlaufen des Parcours.	Ich erkläre Laura den Parcour und setze ihn in Verbindung mit ihren eigenen Zielen um sie zu motivieren. Ich habe ganz Bewusst einen Parcour für meine Sichtstunde gewählt, da ich somit Lauras motorische Planung verbessern möchte. Station1: Laura soll sich in Bauchlage über die Bank ziehen, da somit Propriozeptive Reize gesetzt werden. Station 2: Kneten eines Buchstabens um proriozeptive und taktile Reize zu setzen. Station 3: Steckspiel um das Körperschema zu verbessern. Station 4: Schieben eines Holznuggets um die Visou-Motorische Geschwindigkeit zu verbessern und den Dreipunktgriff zu üben. Station 5: Verbesserung der Graphomotorik. Ich begleite Laura um ihr Sicherheit zu vermitteln. Ich lege viel Wert darauf Laura adäquat zu Loben um ihr Selbstbewusstsein zu verbessern.

| 15:30-
15:40 | Buchstaben zu-
sammensetzen
und Satz auf-
schreiben. | Ich bitte Laura ihre ausgeschnittenen
Buchstaben aufzusammeln und mit
an den Tisch zu bringen. Ich überlege
mit ihr gemeinsam wie die Buchsta-
ben zusammen gehören und welcher
Satz dabei heraus kommt. Ich bitte
sie den Satz aufzuschreiben und alle
wichtigen Aspekte der Stifthaltung
noch ein mal zu beachten. | Ich setze mich mit Laura an den Tisch
damit sie eine gute Schreibposition
einnehmen kann. Ich möchte, dass
Laura den Satz aufschreibt um noch
einmal alle wichtigen Aspekte der Stift-
haltung zu üben. |
| 15:40-
15:45 | Aufräumen des
Arbeitsplatzes,
kurze Reflexion der
Therapie und Vo-
rausschau der
weiteren Therapie. | Ich bitte Laura selbst mindestens
einen Aspekt zu nennen wo sie meint
den sie gut gemacht hat. Ich stelle
besonders die positiven Aspekte
hervor und lobe sie. Ich erkläre ihr wie
wir beim nächsten Mal weiter ma-
chen. Beim Aufräumen des Raumes
helfe ich Laura. | Ich möchte in der Reflexion ihr Selbst-
bewusstsein stärken. Ich gebe ihr eine
Vorausschau über die nächste Thera-
pieeinheit um sie zu motivieren. Ich
räume mit ihr gemeinsam auf um sie zu
unterstützen. |

6.4 Sozialform / Methode / Medium

Für die Therapie mit Laura wähle ich die Einzeltherapie, da ich somit ganz individuell auf ihr Betätigungsproblem eingehen und eine angemessene Therapie gestalten kann. Die Therapie basiert zum einen auf der kompetenzbasierten Methode, da ich am Schluss erreichen möchte, dass sie ihre Graphomotorik verbessert. Des Weiteren basiert die Therapie auf der wahrnehmungszentrierten Methode, da ich Laura darin unterstützen möchte ihre Wahrnehmungsverarbeitung zu verbessern. Als Medium verwende ich einen Parcour den Laura durchlaufen muss, da ich somit gezielt ausgesuchte Reize setzen.

6.5 Material / Werkzeug / Hilfsmittel

Eigene Fotos:	als Vorlage zur Stifthaltung
Bank :	Verbesserung der propiozeptiven Wahrnehmungsverarbeitung
Knete:	Verbesserung der propriozeptiven und taktilen Wahrnehmungsverarbeitung
Steckspiel:	Verbesserung des Körperschemas
Holznuggets:	Verbesserung der Visou-motorischen Geschwindigkeit
Essstäbchen:	Verbesserung des 3 Punktgriffs
Augenbinde:	um die Augen zu schließen
Schere:	um auszuschneiden
Klebeband	um eine Linie zu kleben
Papier und Pappe:	um Buchstaben aufzumalen und auszuschneiden.

6.6 Arbeitsplatzgestaltung

Mit Laura werde ich im großen Bewegungsraum der Praxis arbeiten. Vor Beginn der Therapie werde ich darauf achten, dass in dem Raum gut gelüftet ist und gute Lichtverhältnisse herrschen. Auch eventuelle Stolpergefahren durch Therapiematerialien werde ich wegräumen. Meine Lehrerin und meine Anleiterin werde ich bitten sich mit etwas Abstand zu uns vor die Tür zu setzen damit sie alles gut beobachten können aber Laura nicht zu sehr von ihnen abgelenkt ist (siehe Skizze im Anhang).

7. Vorschläge für weiteres ergotherapeutisches Vorgehen

Sicherlich ist die Fein- und Graphomotorik im Gegensatz zu Lauras niedrigen Selbstbewusstsein und ihrer Leistungsbezogener Unsicherheit nicht die größte Einschränkung. Dennoch sollte meines Erachtens mit Laura weiter an der Verbesserung ihrer Feinmotorik und Graphomotorik gearbeitet werden. Es ist ihr selbst wichtig an diesem Betätigungsproblem zu arbeiten, da sie aufgrund dieser Defizite immer in Konflikte mit ihrer Lehrerein gerät. Ich habe in der bisherigen Therapie meinen Fokus auf den Dreipunktgriff und die Palmarflexion im Handgelenk gelegt, da ich somit erreichen möchte, dass Laura die Linie auf der sie schreibt gut erkennen kann und ihre Schrift nicht mehr selbst verwischt. Des Weiteren würde ich gezielt an der Visumotorischen- Geschwindigkeit und der Konzentrationsfähigkeit und dem damit verbundene ausschneiden arbeiten. Auch die Verbesserung ihrer niedrige Frustrationstoleranz bei Misserfolgen sollte weiterhin in die Therapie mit einfließen. In diesem Zusammenhang ist es für den Therapeuten wichtig zu wissen, warum ist es für Laura immer so wichtig in allem gut zu sein und warum kann sie keine Schwächen zu lassen. Ebenfalls sollte an Lauras Selbstvertrauen gearbeitet werden. Gerade die Elternberatung spielt aus meiner Sicht dabei eine entscheidet Rolle. Die Eltern müssen beraten werden wie sie ihr Kind adäquat unterstützen können Selbstbewusster zu werden.

Anhang I (Tabelle: Ergotherapeutische Zielsetzung)

Richt- Rehaziel Betätigungsziel	Grobziele Betätigungsziele	Feinziele Betätigungsziele
Nach 3 Monaten schreibt Laura einen Text ihrer Wahl mit mindestens 15 Sätzen und hält den Stift dabei im Dreipunktgriff und ihr Handgelenk in der dorsal extension. Sie schafft es dabei ihren Text nicht zu verwischen.	Nach vier Therapieeinheiten schreibt Laura mindestens 5 Sätze ihrer Wahl und ohne Hilfestellung im Dreipunktgriff.	Nach einer Therapieeinheit benennt Laura ohne Hilfsstellung welche Aspekte wichtig sind beim Dreipunktgriff.
		Nach zwei Therapieeinheiten schreibt Laura ohne Hilfestellung mindestens 1 Satz und lässt dabei den Daumen oben auf dem Stift.
		Nach einer Therapieeinheit schreibt Laura einen Satz und hält dabei mit Hilfestellung den Stift korrekt im Dreipunktgriff.
	Nach vier Therapieeinheiten schreibt Laura mindestens 3 Sätze und hält dabei selbständig und ohne Hilfestellung ihr Handgelenk in der Dorsalextension.	Nach einer Therapieeinheit benennt Laura. mindestens einen Aspekt, den sie an ihrem Handgelenk beim schreiben beachten muss.
		Nach einer Therapieeinheit schreibt Laura mit Hilfestellung mindestens ein Wort und lässt dabei ihr Handgelenk in der Dorsalextension.
		Nach zwei Therapieeinheiten schreibt Laura mindestens zwei Wörter und ohne Hilfestellung und lässt dabei ihr Handgelenk in der Dorsalextension.
	Nach vier Therapieeinheiten schreibt Laura mindestens 5 Sätze und hält dabei eine aufrechte Körperposition bei.	Nach einer Therapieeinheit schreibt Laura mindestens einen Satz und hält dabei mit Hilfestellung ihren Oberkörper aufrecht.
		Nach einer Therapieeinheit schreibt Laura mindestens drei Sätze und bemerkt dabei selbständig ob sie gerade sitzt oder nicht.
		Nach einer Therapieeinheit schreibt Laura mindestens drei Sätze und hält dabei ohne Hilfestellung ihren Oberkörper konstant aufrecht.

Betätigungsziele werden nach SMARTI formuliert. Zeitangaben in Jahre/Monate/Wochen/Tage oder Therapieeinheiten (TE)

Anhang II (Skizze Arbeitsplatz)

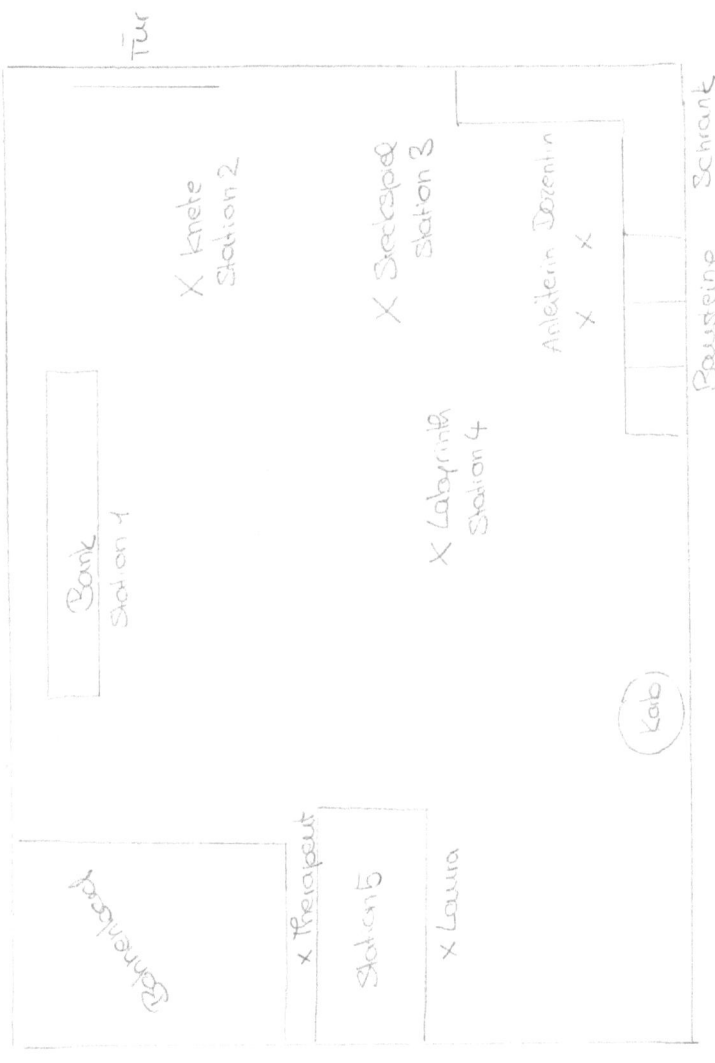

Anhang III (Literaturverzeichnis)

Axtmann, R.; Kühne, H.; Kull, C.; Rosenkötter, H.; Weyhreter, H.:

Qualität in der Sozialpädiatrie – Umschriebene Entwicklungsstörung im SPZ. Publikation, Ludwigsburg 2007, Deutsche Gesellschaft für Sozialpädiatrie und Jugendmedizin e.V.

Becker, Heidrun; Steding-Albrecht, Ute:

Ergotherapie im Arbeitsfeld Pädiatrie. 1. Aufl., Stuttgart 2006, Thieme Verlag.

Becker, Heidrun; Walkenhost, Ursula:

Fallbuch zur Ergotherapie in der Pädiatrie. 1. Aufl., Stuttgart 2009, Thieme Verlag.

DIMDI Deutsches Institut für Medizinische Dokumentation und Information (Internet):

https://www.dimdi.de/static/de/klassi/icd-10-gm/kodesuche/onlinefassungen/htmlgm 2015/block-f80-f89.htm. Zugegriffen Juni 2016.

Kisch, Andrea; Pauli, Sabine:

Schreibstörungen bei Kindern erkennen und behandeln- Das Praxisbuch für Therapie und Pädagogik. 1. Aufl., Dortmund 2014, Verlag modernes lernen.

Kubny-Lüke, Beate:

Ergotherapie im Arbeitsfeld Psychiatrie. 2. Aufl., Stuttgart 2009, Thieme Verlag.

von Suchodoletz, Waldemar:

Therapie von Entwicklungsstörungen -Was wirkt wirklich? 2. Aufl., Göttingen 2009, Hogrefe Verlag GmbH & Co. KG.

Unterrichtsmaterialen Döpfer Schulen NPBK:

Renate Rixius, Sarah Novak. Köln 2016.

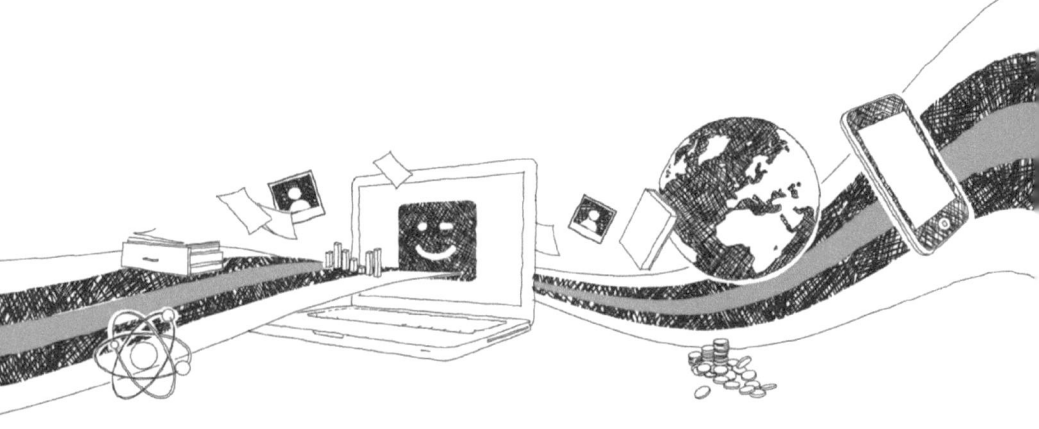
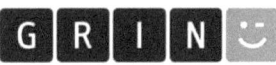